Curso Básico de Cata (Vinos Tintos)

Rubén Aguirreche

Título: Curso Básico de Cata (Vinos Tintos)
© 2018, Rubén Aguirreche
©De los textos: Rubén Aguirreche
Ilustración de portada: Rubén Aguirreche
Revisión de estilo: Rubén Aguirreche
1ª edición

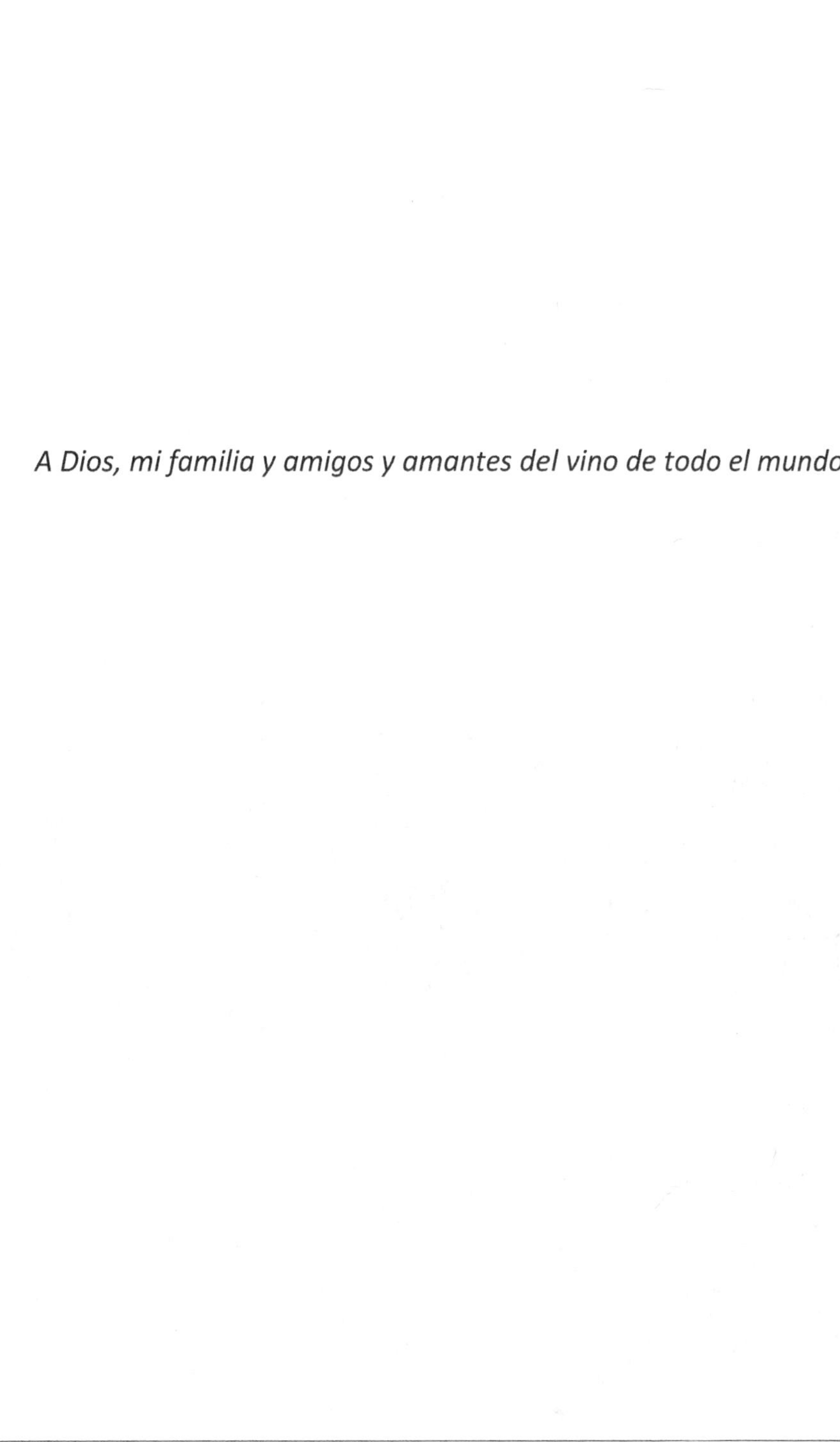

A Dios, mi familia y amigos y amantes del vino de todo el mundo

Índice

La elaboración del Vino Tinto

El proceso de producción de vino se ha mantenido a lo largo de los tiempos, pero la nueva maquinaria y tecnología sofisticadas han ayudado a mejorar y aumentar la producción de vino. Sin embargo, si estos avances han mejorado la calidad del vino, es un tema de debate. Estos avances incluyen una variedad de cosechadoras mecánicas, trituradoras de uva, tanques de temperaturas controladas y centrífugas.

Los procedimientos involucrados en la creación del vino son muchas veces los dictados por la uva y la cantidad y el tipo de vino que se produce. Las recetas para los tipos de vino requieren que el enólogo monitoree y regule la cantidad de levadura, el proceso de fermentación y otros pasos del proceso. Si bien el proceso de fabricación está altamente automatizado en las bodegas medianas y grandes, las bodegas, estos son algunos de los bocetos con olor a humedad.

Un factor universal en la producción de vino fino en el tiempo. Esto incluye recoger las uvas en el momento adecuado, eliminar el mosto en el momento adecuado, controlar y regular la fermentación y almacenar el vino durante el tiempo suficiente.

El proceso de elaboración del vino se puede dividir en cuatro pasos distintos: cosechar y triturar uvas, fermentando, envejecimiento del vino, y empaque.

Cosecha y trituración de uvas

Los viñedos inspeccionan los racimos de muestras de uvas de vino con un refractómetro para determinar si las uvas están listas para ser recogidas.

El refractómetro es un dispositivo pequeño y portátil, que permite al viñedo controlar con precisión la cantidad de azúcar en la uva.

Si las uvas están listas para recoger, una cosechadora mecánica (generalmente un recogedor por succión) recolecta y canaliza la uva hacia una tolva de campo o contenedor de almacenamiento móvil. Algunas cosechadoras mecánicas tienen trituradoras de uva montadas en la maquinaria, lo que permite a los trabajadores del viñedo recolectar uvas y presionarlas al mismo tiempo. El resultado es que los viñedos pueden entregar uvas recién trituradas, llamadas mosto, a las bodegas, eliminando la necesidad de trituración en la bodega.

Esto también evita la oxidación del jugo a través de rasgaduras o hendiduras en las pieles de la uva. Las cosechadoras mecánicas, o, en algunos casos, los robots, ahora se utilizan en la mayoría de los viñedos de medianos a grandes, eliminando así la necesidad de recolectar a mano. Utilizados por primera vez en los viñedos de California en 1968, las cosechadoras mecánicas han reducido significativamente el tiempo que lleva recolectar las uvas. Los recolectores también han permitido que las uvas se recolecten por la noche cuando están frescas, frescas y maduras.

Las tolvas de campo se transportan a la bodega donde se descargan en una máquina trituradora-despalilladora. Algunas máquinas trituradoras-talladoras son hidráulicas, mientras que otras son impulsadas por la presión del aire. Las uvas se trituran y los tallos se eliminan, dejando un líquido que fluya.

Una vez en la bodega, las uvas se trituran si es necesario, y el mosto se fermente, se asiente, se clarifica y se filtra. Después de filtrar, el vino se añeja en tanques de acero inoxidable o cubas de madera. Los vinos blancos y rosados pueden envejecer de un año a cuatro años, o mucho menos de un año. Los vinos tintos pueden envejecer de siete a diez años. La mayoría de las grandes bodegas envejecen su vino en grandes tanques de acero inoxidable controlados por temperatura que están por encima del suelo, mientras que las bodegas más pequeñas todavía pueden almacenar su vino en barriles de madera en bodegas húmedas.

Una vez en la bodega, las uvas se trituran si es necesario, y el mosto se fermenta, se asienta, se clarifica y se filtra. Después de filtrar, el vino se añeja en tanques de acero inoxidable o cubas de madera. Los vinos blancos y rosados pueden envejecer de un año a cuatro años, o mucho menos de un año. Los vinos tintos pueden envejecer de siete a diez años. La mayoría de las grandes bodegas envejecen su vino en grandes tanques de acero inoxidable controlados por temperatura que están por encima del suelo, mientras que las bodegas más pequeñas todavía pueden almacenar su vino en barriles de madera en bodegas húmedas, ya sea en un tanque de fermentación de acero inoxidable o en una tina de madera (para vinos finos).

Para el vino tinto, toda la uva triturada, incluida la piel, entra en el tanque o tanque de fermentación. (El pigmento en las pieles de la uva le da color al vino tinto. La cantidad de tiempo que quedan las pieles en el tanque o cuba determina qué tan oscuro o liviano será el color. Para la rosa, las pieles solo permanecen en el tanque o cuba durante un tiempo poco tiempo antes de que sean filtrados).

Durante el proceso de fermentación, la levadura silvestre se introduce en el tanque para convertir el azúcar en mosto en alcohol. Para agregar fuerza, se pueden agregar diferentes grados de levadura. Además, se puede agregar azúcar de caña o remolacha para aumentar el contenido alcohólico. Agregar azúcar es llamada chaptalización. Por lo general, la chaptalización se realiza porque las uvas no han recibido suficiente sol antes de la cosecha. El enólogo usará un hidrómetro de mano para medir el contenido de azúcar en el tanque o tina. El vino debe fermentar en el tanque por aproximadamente siete a catorce días, dependiendo del tipo de vino que se produce.

Envejeciendo el vino

Después del triturado y la fermentación, el vino debe almacenarse, filtrarse y añejarse adecuadamente. En algunos casos, el vino también debe mezclarse con otro alcohol. Muchas bodegas aún almacenan el vino en bodegas subterráneas húmedas para mantener el vino fresco, pero las bodegas más grandes ahora almacenan el vino en el suelo en tanques de acero inoxidable y epoxidados. Los tanques son controlados por la temperatura del agua que circula dentro del revestimiento de la carcasa del tanque. Se usan otros tanques similares en lugar de las antiguas cubas de secoya y concreto cuando el vino se almacena temporalmente durante el proceso de sedimentación.

Después de la fermentación, ciertos vinos (principalmente el vino tinto) serán triturados nuevamente y bombeados a otro tanque de fermentación donde el vino fermentará de nuevo durante aproximadamente tres a siete días. Esto se hace no solo para prolongar la vida útil del vino, sino también para garantizar la claridad y la estabilidad del color.

El vino luego se bombea a tanques o cubas de sedimentación ("estantería"). El vino permanecerá en el tanque por uno o dos meses. Por lo general, el trasiego se realiza entre 50 y 60 grados Fahrenheit (10 a 16 grados Celsius) para el vino tinto.

Después del proceso inicial de sedimentación (almacenamiento), ciertos vinos son bombeados a otro tanque de decantación o tina donde el vino permanece durante otros dos o tres meses. Durante el asentamiento de los restos pesados no deseados (piezas restantes del vástago, entre otros) se depositan en el fondo del tanque y se eliminan cuando el vino se bombea a otro tanque. El proceso de establecimiento crea un vino más suave. Puede ser necesario un asentamiento adicional para ciertos vinos.

El vino pasa a través de una serie de filtros o centrífugas donde el vino se almacena a bajas temperaturas o donde las sustancias clarificantes se filtran a través del vino.

Después de varios procesos de filtración, el vino se envejece en tanques de acero inoxidable o cubas de madera. Los vinos tintos pueden envejecer de siete a diez años. La mayoría de las grandes bodegas envejecen su vino en grandes tanques de acero inoxidable controlados por temperatura que están por encima del suelo, mientras que las bodegas más pequeñas todavía pueden almacenar su vino en barriles de madera en bodegas húmedas.

El vino luego se filtra por última vez para eliminar los sedimentos no deseados. El vino ahora está listo para ser embotellado, taponado, sellado, embalado, etiquetado y enviado a los distribuidores.
Embalaje

La mayoría de las bodegas medianas y grandes Ahora uso máquinas embotelladoras automáticas, y la mayoría de las botellas de vino caras y de precio moderado tienen corchos hechos de un roble especial.

Los tapones están cubiertos con una lámina de aluminio desprendible o un sello de plástico. Los vinos más baratos tienen un tapón de rosca de aluminio o un tapón de plástico. Los tapones de corcho y los tapones de rosca evitan que el aire estropee el vino. El vino generalmente se envía en cajas de madera, aunque los vinos más baratos pueden envasarse en cartón.

Control de calidad

Todas las facetas de la producción de vino deben controlarse cuidadosamente para crear un vino de calidad. Tales variables como la velocidad con la que se cosechan las uvas es triturada, la temperatura y el tiempo durante la fermentación y el envejecimiento; el porcentaje de azúcar y ácido en las uvas cosechadas; y la cantidad de dióxido de azufre agregado durante la fermentación tiene un tremendo impacto en la calidad del vino terminado.

Cabernet Sauvignon

Características

Fruta: cereza negra, grosella negra y mora
Otros: pimienta negra, tabaco, regaliz, vainilla y violeta
Roble: Sí. Por lo general, de 9 a 18 meses de roble francés. Un poco de roble americano y húngaro
Tanino: Medio (+)
Acides: Medio (+)
Abv: 13.5-15.5%

Sinónimos comunes

En Francia, los vinos de Burdeos a menudo se mezclan con Cab. En Italia, es común ver vinos supertoscanos que contienen Cab.

Otros nombres:

Bouchet, Bouche, Petit-Bouchet, Petit-Cabernet, Petit-Vidure, Vidure, Sauvignon Rouge

Regiones vitícolas

Francia (~ 124 mil acres), Chile (~ 100 mil acres), Estados Unidos (~ 95 mil acres), Australia (~ 65 mil acres), Italia (desconocido), Sudáfrica (~ 41 mil acres), Argentina (~ 16 mil acres). Más de 650,000 acres en todo el mundo *

¿Qué sabor tiene Cabernet Sauvignon?

Dado que Cabernet Sauvignon se cultiva en una amplia gama de climas y regiones en todo el mundo, tiene sabores variados.

Fundamentalmente hablando, Cab es un vino tinto con mucho cuerpo con sabores de frutas oscuras y sabrosos sabores, desde pimienta negra hasta pimiento. Echemos un vistazo a dos regiones que hacen dos estilos muy diferentes de Cabernet Sauvignon para entender cómo difieren los sabores.

Sabor, cuerpo y características

Desde Burdeos al Viejo Mundo

El 100% de Cabernet Sauvignon del Viejo Mundo es raro porque los enólogos del Viejo Mundo son geniales mezclando variedades. Dicho esto, Cabernet Sauvignon de Burdeos sabe más como los sabores a base de hierbas/florales de grafito, violetas y tabaco que la fruta. Cuando hueles un Bordeaux, a menudo obtienes notas de cerezas negras y regaliz junto con la terrosidad. Imagina que has llenado una bolsa de cuero nuevo con una libra de cerezas negras y la sostienes contra tu pecho mientras ruedas por una colina.

A pesar de los rasgos naturales de cuerpo entero de Cab, los vinos de Burdeos son reyes de sutileza, tienden a saborear un poco más ligero pero tienen taninos fuertes y acidez que durarán en su lengua. Buenas añadas recientes de Burdeos incluyen 2009, 2008 y 2005.

Desde California al Nuevo Mundo

Cabernet Sauvignon de los países del Nuevo Mundo son a menudo un toque más afrutado que sus primos del Viejo Mundo. Espere los sabores de cerezas negras, regaliz y pimienta negra, todo envuelto con una pizca de vainilla. Los vinos tienden a tener un poco menos de tanino y acidez, pero también tienen más alcohol, que van desde 13.5-15.5% ABV.

Maridaje con Cabernet Sauvignon

Cabernet Sauvignon es uno de los vinos más complejos y estratificados que existen. Tiene taninos superiores y un carácter salado a menudo descrito como pimienta negra y tabaco.

Debido a los rasgos de Cab, busque alimentos ricos en grasas y sabores de hamburguesa para el emparejamiento con Cabernet Sauvignon.

Hamburguesa con queso gruyere, salsa de setas marrones, cebollas caramelizadas en Australia

Pruebe el Cabernet Sauvignon una pizza de champiñones con salsa de tomate o un chuletón marinado. Para defender los sabores de fruta en Cabernet Sauvignon, no lo combine con chocolate. En su lugar, combine vino con costillas estofadas o champiñones Stroganoff. Los potentes sabores de la hamburguesa superan la sabrosa calidad de Cabernet Sauvignon dejando los sabores de bayas a la intemperie para que brillen.

El Cabernet Sauvignon es en realidad un cruce natural de Cabernet Franc y Sauvignon Blanc que se produjo durante el 1600. Desde entonces, ha evolucionado para convertirse en lo que es hoy. Las pruebas de ADN en la Universidad Davis descubrieron esta relación en 1996.

El Cabernet Sauvignon Americano puede contener 25% de otras uvas.

Es legal en EE. UU. permitir que hasta el 25% de otras uvas se mezclen en un vino etiquetado como "Cabernet Sauvignon". Algunos productores se mezclan para obtener un mejor sabor; otros se combinan para obtener un mejor valor.

¿Por qué el vino Cabernet Sauvignon es tan caro?

Por la demanda en 2008, el productor de uva del Valle de Napa, Piña, dijo que su Rutherford Cabernet Sauvignon estaba sonando en $ 6,000/tonelada, mientras que los viñedos vecinos de Merlot se vendían a $ 1,300/tonelada.

¿Quieres celebrar Cabernet?

El Día de Cabernet se celebra el jueves anterior al Día del Trabajador a fines de agosto de cada año. Esta celebración comenzó en 2010 con una campaña en las redes sociales para celebrar la variedad. Desde entonces, ha crecido para incluir grandes degustaciones en las principales ciudades desde San Francisco a Sydney.

El aroma del pimiento en Cabernet Sauvignon se remonta a un grupo compuesto orgánico llamado pirazinas. Las pirazinas son más altas en las uvas verdes de Cabernet Sauvignon y son notables en solo 10-20 partes/trillón. Los viticultores a menudo podan las hojas del dosel para aumentar la exposición solar a las uvas.

Sabor del Cabernet Savignon

Cabernet Sauvignon es de alto rendimiento. En Chateau Latour, productor del Cabernet Sauvignon más caro del mundo, cosechan 3,5 toneladas por acre. Comparativamente, el Pinot Noir más caro del mundo, cosecha poco más de 1 tonelada de uva por acre.

En el este del estado de Washington, una región que obtiene solo 6-8 pulgadas de lluvia al año, los vinos Cabernet Sauvignon elaborados con Champoux Vineyards han recibido puntajes de 100 puntos. El desierto de Gobi en China tiene varias bodegas que cultivan Cabernet Sauvignon, incluido Chateau Hanson.

Una rara mancha de Cabernet Sauvignon está vinculada a las mariquitas.

Los investigadores que estudian Cabernet Sauvignon en Canadá descubrieron que los vinos elaborados a partir de viñedos infestados de mariquitas asiáticas afectan en gran medida el sabor del vino. La mancha de mariquita se produce cuando las mariquitas se agregan inadvertidamente a los vinos en fermentación. Las mariquitas se introdujeron originalmente en América del Norte para reducir las poblaciones de áfidos (pulgones).

Merlot

Características

Fruta: cereza negra, frambuesa, ciruela
Otros: Grafito, Cedro, Tabaco, Vainilla, Clavo, Mocha
Roble: Sí. Por lo general, el envejecimiento de roble medio (8-12 meses)
Tanino: Medio
Acides: Medio
ABV: 12-15%

Nombres regionales

St. Emilion, Pomerol, Fronsac, Côtes de Bourg, Blaye

Regiones vitícolas

Regiones mayores: ~ 600,000 acres en todo el mundo.
Francia (~ 280,000 acres) Burdeos, Languedoc-Rosellón
Italia (~ 93,000 + acres) Toscana, Campania
Estados Unidos (~ 55,000 + acres) California, Washington
Australia (~ 39,000 acres) Australia del Sur
Chile (~ 25,000 acres) | Argentina (~ 13,000 acres)

Sabor del vino Merlot

Frutas rojas, taninos fáciles y un final suave son las características del vino Merlot. En realidad es un poco camaleónico, en parte por la forma en que se elabora Merlot y principalmente por el lugar donde se cultiva.

En el clima fresco, el Merlot está más estructurado con una mayor presencia de taninos y sabores terrosos como el tabaco y el alquitrán. En algunos climas frescos el Merlot es confundido con el Cabernet Sauvignon.

Al referirnos a Francia, Italia, Chile, vemos un ejemplo clásico de clima frío en el vino Merlot, el cual es Right Bank Bordeaux, como St. Emilion, Pomerol y el Fronsac terroso.

Clima cálido El vino Merlot es más frutal y el tanino es menos prevalente. Algunos productores usan un juicioso tratamiento de roble de hasta 24 meses para darle más estructura a su vino Merlot.

En el caso de California, Australia, Argentina, es un ejemplo clásico de clima cálido para el Merlot, como lo es el California Merlot, como Paso Robles y Napa Valley.

El sabor particular en algunos Merlot ocurre durante la maduración de la uva y se debe a las copas de vid de hojas vigorosas. La poda ayuda a que las uvas Merlot de piel fina se rompan al sol.

Maridaje del Merlot

El vino Merlot combina con una amplia variedad de alimentos debido a su posición en el medio del espectro del vino tinto. En general, Merlot combina bien con pollo y otras carnes ligeras, así como con carnes oscuras ligeramente condimentadas. Con tanino medio y poca acidez, Merlot combina bien con muchas comidas.

Es buena combinación con comida vegetariana, tomates asados, pato asado, carne a la borgoñona. Lo que no se debe hacer Merlot, es combinar bien con pescado o verduras de hoja verde a menos que estén cocidos o cocinados de cierta manera. Además, la comida picante probablemente abrume los sabores matizados de Merlot.

Olvídese de las aclamadas uvas Cabernet Sauvignon de Burdeos y del caro Pinot Noir de Borgoña, el vino Merlot es actualmente la variedad de uva más plantada en Francia.

El Merlot es descendiente de Cabernet Franc (el padre) y Magdeleine Noire des Charentes (la madre).

Merlot es una uva de piel fina que es muy sensible a su entorno. Las uvas Merlot tienen un beneficio sobre Cabernet: maduran hasta 2 semanas antes. En una cosecha lluviosa, una semana puede marcar una gran diferencia.

Merlot es la quinta uva más plantada de Italia. Merlot es popular en los vinos de Toscana comúnmente conocidos como "Super Tuscans"

Debido a que el vino Merlot es tan sensible a la luz, los vinos basados en Merlot tinte naranja en el borde. El borde naranja es el signo revelador de Merlot vs. Cabernet Sauvignon.

Algunos productores están utilizando American Oak para hacer sus vinos Merlot rústicos y ricos como un Cabernet Sauvignon.

Pinot Noir

Características

Frutas: arándano, cereza, frambuesa
Otros: vainilla, clavo de olor, regaliz, setas, hojas mojadas, tabaco, cola, caramelo
Robles: Sí. Barriles de roble francés.
Tanino: Medio bajo
Acido: Medio Alto
Agradecimiento: Sí. 2-18 años según el estilo.
Temperatura de servicio: Frío al tacto (63 ° F | 17 ° C)

Regiones vitícolas

Francia (75,760 acres) Nuits-St-Georges, Gevrey-Chambertin, Morey-St-Denis, Chambolle-Musigny, Vougeot, Flagney-Echezeaux, Vosne-Romanee, Aloxe-Corton
Estados Unidos (73,600 acres) Sonoma, Sta Rita Hills, Santa Lucia Highlands, Willamette Valley
Alemania (29,049 acres) Baden, Pfalz, Rheinhessen, Württemberg
Nueva Zelanda (10,648 acres) Martinborough, Marlborough, Central Otago
Italia (10,082 acres) Veneto, Alto Adige, Fruili
Australia (8,693 acres) Victoria
Chile (7,127 acres) Valle Central, Valle de Limari, Valle de Maipu, Valle de Casablanca
Argentina (4,450 acres) Río Negro
Sudáfrica (2,520 acres) Cabo Occidental, Stellenbosch, Walker Bay

Maridaje con Pinot Noir

Me gusta pensar en el Pinot Noir como un vino de maridaje entre comidas. Pinot Noir es lo suficientemente liviano para el salmón pero lo suficientemente complejo como para contener algunas carnes más ricas, incluido el pato. En un apuro, cuando todo el mundo ordena una entrada muy diferente en un restaurante, generalmente puedes ganar eligiendo Pinot Noir, harás que todos estén felices.

Quesos blandos

Es lógico que el vino que combina con todo coincida perfectamente con el queso que lo acompaña todo. El queso Gruyère se hace a sólo 50 millas al este de los viñedos más prestigiosos de Pinot Noir en Borgoña.

Syrah

Características

Fruta: grosella negra, mora
Terreno: almizcle, algalia, trufa, tierra
Floral: hierba
Roble (luz): vainilla, coco, madera dulce
Especias: pimienta negra, regaliz, clavo de olor, tomillo, laurel
Roble (pesado): roble, humo, tostadas, alquitrán
Herbal: sándalo, cedro
Edad de botella: cedro, caja de puros, tierra, cuero

Syrah es la variedad de uva primaria (a veces única) utilizada para elaborar los famosos vinos rojos de Rhône de Côte Rotie y Hermitage, y también el componente que da estructura a la mayoría de las mezclas de Rhône, incluido Chateauneuf du Pape.

Aunque se cultivó desde la antigüedad, los reclamos contrapuestos sobre el origen de esta variedad vienen desde Persia, cerca de la ciudad de Shiraz con el mismo título, o de ser una vid nativa de Francia. A partir de 1998, la investigación combinada de la Universidad de California en Davis y los Archivos Nacionales de Agronomía de Francia en Montpellier demostró que Syrah es de hecho indígena de Francia. Los perfiles de ADN demostraron que Syrah es una cruza genética de dos uvas relativamente oscuras, el blanco Mondeuse Blanc y Dureza Negra (cepa).

Más de la mitad de la superficie total del Syrah en el mundo está plantada en Francia, pero también es una uva exitosa en Australia (llamada Shiraz o Hermitage), Sudáfrica, California y, cada vez más, en el estado de Washington. La vid Syrah se adapta bien dentro de un rango bastante amplio de temperaturas promedio estacionales en el lado más cálido, entre 60 ° y 68 ° F.

Syrah llegó por primera vez a California en 1878, importada por J.H. Drummond. Después de un par de décadas durante las cuales algunos productores convirtieron estas uvas en vino etiquetado como "Hermitage", la mayor parte de la syrah del estado fue destruida por la filoxera antes de 1900. No hubo más mención de Syrah en California hasta que la Universidad de California en Davis aconsejó a los productores contra plantarlo a mediados del siglo XX.

La bodega Christian Brothers plantó cuatro acres en 1959. Joseph Phelps compró la fruta y quedó impresionado por los resultados al plantar seis acres, de los cuales produjo una cosecha de 1974. Gary Eberle plantó syrah en Paso Robles en Estrella River Vineyard de su familia en 1975. McDowell Valley Vineyards descubrió un parche de vides syrah en su propiedad de Mendocino en 1979.

Poco a poco, más productores y bodegas de California agregaron syrah a sus carteras. Aunque lento para cruzar el umbral de la aceptación popular, syrah se convirtió en una de las variedades más sembradas de California en la cúspide de la transición milenaria. En 1984, había menos de 100 acres, pero en 2010, más de 19,000 acres de viñedos en el estado estaban creciendo syrah.

Algunos de Syrah de California se propagaron desde el Hermitage en el Valle del Ródano y algunos de los esquejes australianos. Las siembras varían en todas las zonas de temperatura del Golden State, desde las más frías hasta las más cálidas, con San Luis Obispo, San Joaquín, Sonoma, Monterey, Madera y Santa Bárbara en conjunto, lo que representa más de la mitad de la superficie total.

Las vides de Syrah son relativamente productivas, pero no demasiado vigorosas. Al igual que Merlot, es sensible a coulure, y aunque Syrah brota bastante tarde, es un madurador a mitad de temporada. Syrah requiere calor para madurar por completo, pero puede perder el carácter varietal cuando está ligeramente sobre maduro. La baya es de piel gruesa y oscura, casi negra.

Syrah forma vinos intensos, de color violeta oscuro, casi negro, textura y riqueza masticables y, a menudo, alcohólica, con aromas que tienden a ser más especiados que afrutados. Aunque claramente afectado por el viñedo y la temperatura de denominación, el estilo Syrah, incluso de climas más fríos, es típicamente suntuoso y lujoso, a veces descrito como "voluptuoso"; un famoso fabricante incluso dice "cachonda".

Aunque muchos productores de vino del Nuevo Mundo elaboran embotellados independientes, Syrah a menudo proporciona color, riqueza y tanino a las mezclas con estilo de Rhône con Grenache, Mourvédre y, a medida que haya más plantaciones disponibles, Counoise y Cinsault.

Aunque la popularidad de Syrah ha crecido, aún no ha alcanzado los niveles de aceptación de Cabernet Sauvignon o Merlot, a pesar de las frecuentes predicciones de Syrah sobre la industria como la próxima gran novedad. El partidismo de Pinot Noir de nuestro propio panel de degustación desmiente el hecho de que cada vez que revisamos Syrah concluimos que, tanto para el atractivo sensual como para el gran valor, deberíamos tomar este varietal con más frecuencia.

Zinfandel

Características

Sabores de frutas: (bayas, frutas, cítricos) Frambuesa, cereza negra, mora, arándano, grosella negra, ciruela negra, pasa, higo, albaricoque, mermelada de arándano, fruta Jammy / Brambly

Otros aromas (hierba, especias, flores, minerales, tierra, entre otros) Regaliz, anís estrellado, humo, pimienta negra, cardamomo negro

Sabores de roble (sabores añadidos con envejecimiento de roble)

Vainilla, coco, nuez moscada, melocotón yogurt, moca, azúcar quemada, café, canela, clavo de olor, tabaco, aserrín fresco

Acides: Medio - Medio Alto

Tanino: Medio - Medio Alto

Temperatura de servicio: "Temperatura ambiente" 62 ºF (17 ºC)

Variedades similares: Garnacha, Plavic Mali, Negroamaro, Blaufrankish (también conocido como Lemberger), Sangiovese, Barbera, Counoise.

Mezcla

Zinfandel a veces se mezcla para hacer un vino tinto de California con Cabernet Sauvignon, Merlot y Syrah. En Italia, no es raro encontrar Primitivo mezclado con otra uva local de Puglia llamada Negroamaro.

Regiones vitícolas

Solo 71,000+ acres de Zinfandel plantados en todo el mundo.
EE. UU. 50,300 acres

Paso Robles, Sonoma (incluidos Dry Creek y Russian River Valley), Napa Valley, Lodi (Valle Central, Modesto), Amador County (Sierra Foothills, El Dorado County).
Italia 20,000 acres.

Los principales sabores de Zinfandel son mermelada, arándano, pimienta negra, cereza, ciruela, mora, arándano y regaliz. Cuando prueba Zinfandel, a menudo explota con frutosidad confitada seguida de especias y, a menudo, un final ahumado a tabaco.

Cómo el Zinfandel tinto se compara con otros vinos tintos

El Zinfandel es más claro en color que Cabernet Sauvignon y Merlot. Sin embargo, aunque un vino tinto de cuerpo liviano como el Pinot Noir, el tanino moderado de Zin y su alta acidez hacen que tenga un sabor fuerte. En términos generales, la mayoría de los vinos de Zinfandel tienen niveles de alcohol más altos que van desde aproximadamente 14 - 17% de ABV. El alcohol más alto agrega una textura aceitosa y un cuerpo más grande y audaz.

Maridaje con Zinfandel

Piensa en especias de curry. Dado que Zinfandel se apoya en el lado más dulce del vino tinto, es un gran compañero de maridaje con platos de barbacoa con especias y curry.

Consejo profesional: elige las especias que pruebes en el vino y agrégalas a tu salsa.

El tonkatsu de cerdo es un plato japonés servido con una salsa de curry muy condimentada. La calidad especiada y apetitosa de este plato lo convierten en el compañero perfecto de emparejamiento de vinos con Zinfandel.

El Cerdo Katsu Curry. Un plato condimentado al curry japonés perfecto con Zinfandel.

Emparejamientos con carnes

Pruebe maridar con carnes más ligeras, como codorniz, pavo, cerdo, tocino, jamón y ternera. El Zinfandel funciona bien con carnes rojas y cordero a la barbacoa.

Especias y hierbas

Jengibre, ajo, romero, curry, cúrcuma, cayena, clavo, nuez moscada, canela, vainilla, cacao, pimienta negra, cilantro, hinojo y azafrán.

Emparejamientos de queso

Busque quesos duros y ricos en sabor de leche de vaca y oveja, como el queso manchego, el Cheddar envuelto en vendaje y Trentingrana.

Verduras y comida vegetariana

Use vegetales con alto sabor para resaltar la fruta en Zinfandel como tomate asado, pimientos rojos, cebolla carmelizada, calabaza asada, albaricoque, melocotón, arándano, manzana con especias y remolacha.

El mejor truco al comprar Zinfandel es verificar el Alcohol por Volumen (ABV). Un Zinfandel más ligero tendrá un 13.5% de ABV mientras que un Zinfandel audaz y picante tendrá un 16% de ABV.

¿Quién hace el mejor Zinfandel?

Hay varias subregiones en California que hacen un gran Zinfandel. Actualmente, los más populares son Napa Valley, Dry Creek Valley (en Sonoma), Russian River Valley (en Sonoma) y Lodi.

Busque Zinfandels desde áreas de gran altitud. Los Zinfandels de alta elevación tienden a tener una intensidad y riqueza más sabrosas.

Sangiovese

Características

Fruta: Tarta de cereza, ciruela roja, fresa, higo

Otros: Pimienta asada, Tomate, Cuero, Arcilla, Ladrillo, Tabaco, Humo, Orégano, Tomillo, Rosas secas.

Roble: Sí. Por lo general, el envejecimiento de roble ligero en barricas de roble neutro.

Tanino: Alto

Acidez: Alto

Agradecimiento: Sí. 4-7 años (normal) y 10-18 años (Brunello di Montalcino)

Sinónimos comunes y nombres regionales

Nielluccio, Rosso di Montepulciano, Morellino, Rosso di Montalcino, Montefalco Rosso, Chianti y Morellino di Scansano

Regiones vitícolas

~ 175,000 acres en todo el mundo (70,820 hectáreas)
Italia (~ 155,000 acres) Toscana, Umbria, Campania
Córcega (4,800 acres) Patrimonio AOC (Nielluccio)
Argentina (2,010 acres) Mendoza
Estados Unidos (~ 2,000 acres) California, Washington
Rumania, Australia y Chile

El sabor del vino

Sangiovese es sabroso. Debido a su capacidad de ser un camaleón, los vinos de Sangiovese ofrecen una amplia gama de sabores, desde muy rústicos y rústicos, como es el caso de muchos Chianti clásico, para redondear y aderezar frutas.

Independientemente de dónde crezca, siempre exhibe sabores de cereza con notas más sutiles de tomate.

La próxima vez que pruebes un Sangiovese, dedícate a sentarte y olerlo por un tiempo. Con el tiempo, descubrirá que los aromas se mueven hacia cerezas secas, higos y rosas, especialmente si el vino es más viejo.

Adelantar fruta vs. Rústico

Los vinos más buscados de Sangiovese tienen un equilibrio entre sus componentes de fruta y tierra. Por lo tanto, decir 'adelantar fruta' es mejor que 'rústico' realmente no le hace justicia. Basta decir que, si usted generalmente toma vinos estadounidenses, intente hacer que su primer Sangiovese italiano adquiera un estilo de aderezo de frutas.

Un ejemplo clásico de un productor de Sangiovese con sabor a fruta es Ciacci Piccolomini d'Aragona. Este vino en particular sabe a clavo de olor y cerezas; es como beber la Navidad. A la gente de Wine Spectator le gustó tanto que le otorgaron el top 10 de 2012.

Sangiovese rústico y tradicional

Los taninos agitados, da un sensación no muy diferentes a poner una bolsa de té negro en su boca, están resaltados con chocolate negro y sabores ahumados. Las sugerencias de orégano en el retrogusto hacen que este vino tenga un sabor 100% salado de principio a fin. Se combina a la perfección con filetes ricos y pimienta negra.

Maridaje con Sangiovese

El Sangiovese combina con una amplia gama de alimentos debido a su cuerpo medio ponderado y su carácter salado. Use Sangiovese como un sabor congruente con hierbas y tomates.

Esta técnica realmente sacará más sabores afrutados en el vino.

Un Sangiovese con altos taninos funcionará a la perfección con una rica carne asada, embutidos curados y quesos duros.

Delicias vegetarianas

Cuando combine el vino Sangiovese con comida vegetariana, asegúrese de trabajar con lípidos como la mantequilla y el aceite de oliva para que la riqueza de la grasa ayude a cortar los taninos de los vinos. Además, use menos azúcar en vegetales estofados o asados para asegurarse de que el vino tenga un sabor más afrutado.

Chianti

El vino de Chianti es una mezcla roja de Toscana, Italia hecha con uvas Sangiovese. Su significado es "Llave en mano".

Sabores: Frutas rojas, hierbas amargas, vinagre balsámico, humo, juego. Guindas en conserva, orégano seco, balsámico dulce envejecido, salami seco, café exprés, tabaco dulce

El Sangiovese que forma la mayoría de la mezcla de Chianti es una uva de piel fina, por lo que produce vinos translúcidos. En el vidrio, Sangiovese muestra un color rojo rubí con destellos de naranja brillante quemada, un tono comúnmente asociado con vinos envejecidos. Además de Sangiovese, los vinos de Chianti pueden contener uvas de vino como Canaiolo, Colorino, Cabernet Sauvignon e incluso Merlot. Las uvas blancas alguna vez se permitieron en Chianti Classico, pero ya no.

Los mejores ejemplos de Chianti son una experiencia de sabor visceral. Imagina los olores mientras caminas por una tienda de abarrotes italiana: en la entrada hay un tazón de cerezas amargas conservadas. Caminas bajo racimos de orégano seco, pasas una pared de vinagre balsámico oscuro y aromático, y luego pasas por un mostrador donde se está cortando un salami seco. En la barra, el espresso oscuro gotea en un tazzo de cerámica. Un susurro de tabaco dulce flota en la puerta de la pipa del viejo afuera. Chianti huele y sabe a Italia. Habrá un poco de aspereza y acidez en el paladar, pero estos no son defectos, son características clásicas de Sangiovese.

El ácido alto corta a través de platos grasos más ricos y resiste las salsas de tomate como la pizza.

Maridaje con Chianti

Chianti tiene sabores salados combinados con alta acidez y tanino grueso que lo hace un vino increíble con comida. El ácido alto corta a través de platos grasos más ricos y resiste las salsas de tomate (pizza). Todo ese tanino seco y polvoriento hace que los vinos de Chianti sean ideales con platos que usan aceite de oliva o resaltan piezas ricas en carne como Bistecca alla Fiorentina.

Otras ideas de maridaje para Chianti

Las salsas de pasta a base de tomate son fantásticas, como el Ragù al Chingiale a fuego lento toscano hecho con jabalí. La pizza es otro maridaje favorito y funciona con todos los estilos de Sangiovese, desde los vinos más ligeros de Chianti hasta el más rico Brunello di Montalcino. Uno de mis favoritos es Bistecca alla Fiorentina, un bistec añejo en seco de ganado Chianina alimentado con pasto y grano. Cuando está hecho correctamente es uno de los platos de carne más suculentos del planeta.

Barolo

Los vinos son ricos y con cuerpo, con una fuerte presencia de acidez y taninos. Los barolos son a menudo comparados con los grandes Pinot Noirs de Borgoña, debido a sus ligeros pigmentos de granate y su brillante acidez, además de que la región en la que está hecha tiene una gran estética en Borgoña. La flor de rosa, el alquitrán y las hierbas secas son aromas frecuentemente asociados con los vinos de Barolo.

Este vino es llamado por algunos "El rey de los vinos, el vino de los reyes" es quizás el vino más prestigioso producido en Italia, en la provincia de Piamonte. Se basa en la uva Nebbiolo, que es notoriamente difícil de cultivar. De hecho, los primeros Barolos (documentados ya en el siglo XIII) se producían en un estilo más dulce, con más azúcar residual debido a la falta de control de los enólogos sobre las temperaturas regionales más frías. El proceso de fermentación se detendría demasiado temprano en las condiciones frígidas, y la falta de levaduras adecuadas elevaría el contenido de alcohol y azúcar. Pero durante siglos, todos parecían estar bien con esto.

El nombre probablemente proviene de los celtas, que vivieron en la región en la antigüedad y lo llamaron "bas reul", lugar bajo. En la Edad Media se llamaba Villa Barogly, y luego en 1600, Barrolo o Barollo. Finalmente, se produjo la ortografía única "r" y "l", probablemente para evitar discusiones adicionales. Hablando de argumentos, esta región, como gran parte de Italia, pasó por varias propiedades en disputa a través de los siglos, desde los romanos, los lombardos y los invasores sarracenos. En algún momento durante la dominación del rey Berengario I en los siglos IX y X, se construyó la fundación del famoso Castello de Barolo. Durante el siglo XIII, la familia Falletti se hizo cargo y lo trajo a su gloria formal.

Pero no fue solo el castillo que fue llevado a la gloria por los Fallett. En 1843, el conde Camillo Benso de Cavour, el alcalde de Grinzane, invitó al famoso enólogo francés Louis Odart a visitar las bodegas de Grinzane e intentar mejorar sus vinos. La buena amiga de Cavour, Giulia Vittorina Colbert de Maulévrier, más conocida como la Marchesa Falletti, le pidió a Odart que le preguntara al Castello Barolo si podría hacer algo por sus vinos. Fue Odart quien identificó el problema del control de la temperatura y sugirió el uso de diferentes levaduras. Hoy en día, Barolo nació y los vinos se convirtieron en un gran éxito, gracias a los esfuerzos de comercialización de la Marchesa Falletti y Pietro Emilio Abbona.

A partir de 1908, la producción de Barolo se limitó a las comunas de Barolo, La Morra, Castiglione Falletto, Serralunga d'Alba y Monforte d'Alba con las subzonas Diano d'Alba, Grinzane Cavour, Novello, Cherasco, Roddi y Verduno. Diferentes microclimas se encuentran en las condiciones de crecimiento y características de los Barolos de cada zona. Castiglione Falletto a menudo es la más completa y accesible, aunque todavía está estructurada para el potencial de envejecimiento. Los vinos de La Morra se consideran más suaves y los más aromáticos, mientras que los de la comuna de Barolo son más robustos y están cubiertos de terrosos.

Monforte d'Alba es considerado el más intenso y concentrado. Algunos de los vinos, como el Serralunga d'Alba, son más tánicos al momento del lanzamiento y requieren una importante crianza en bodega antes de que el vino muestre su verdadero potencial. En general, una buena regla general para Barolos es un período prolongado de envejecimiento de la bodega, a veces 10 o más años antes del consumo, y la mayoría de ellos puede durar muchas décadas.

Barolo se convirtió en DOC en 1966, y se elevó a DOCG en 1980. Para ser etiquetado como Barolo, el vino debe envejecer un mínimo de 3 años, con dos requeridos en roble. Las riservas tienen 5 años de edad antes de su lanzamiento. Se requiere que el envejecimiento comience a partir del 1 de enero después de la cosecha. El ABV mínimo permitido es del 13%, pero la mayoría supera el 14%.

El Nebbiolo cultivado en las zonas de Barolo tiende a madurar más tarde que en el vecino Barbaresco. Esto se traduce en vinos más tánicos con un peso mayor. En los últimos años, ciertos productores han tomado medidas para modificar los requisitos de envejecimiento y agregar mezclas de otras uvas como Arneis y Barbera para ablandar los vinos y permitir que sean más apetecibles en el momento de la liberación temprana. De ahí una lucha entre tradicionalistas y modernistas conocida como las "Guerras de Barolo".

Además, ciertos viñedos de Barolo se han elevado al estado conocido como "Crus" italiano, similar a los de Borgoña, que comenzó con los esfuerzos del enólogo Renato Ratti. El diseño de estos lugares se conoce como el "Mapa de Ratti". Cannubi, Sarmazza, Brunate, Rocche, Monprivato, Lazzarito y Ginestra están todos en este ranking, por nombrar algunos.

Amarone

A pesar de ser uno de los vinos más simbólicos de Italia, es poco comprendido y, a menudo, muy poco apreciado.

El Amarone es un estilo de vino tinto producido en el área de Valpolicello del Véneto en el noreste de Italia. Si bien existe una gran diversidad, normalmente los vinos, son secos, frescos, con cuerpo, con mucho extracto, alto contenido de alcohol (15-16%) y complejos con gran profundidad y concentración de sabor.

Los viñedos y las uvas

Los mejores vinos de Amarone están hechos de uvas de los mejores viñedos de las laderas, donde los suelos pobres obligan a las raíces de la vid a buscar agua y nutrientes en profundidad. Estos suelos pobres también mantienen los rendimientos bajo control, asegurando bayas pequeñas y concentradas llenas de sabor.

Las variedades de uva autóctonas de la región también son clave para la singularidad de Amarone. Corvino es para muchos el principal (llamado la Reina), proporcionando columna vertebral, estructura, cuerpo y acidez. Otras variedades autóctonas como Corvinone, Rondinella, Molinara y la menos conocida Oseleta son todos ingredientes importantes en la mezcla final, y cada una agrega sus propios sabores y dimensiones especiales a los vinos.

Las palabras clave que surgen una y otra vez cuando se habla de Amarone son 'selección' y 'secado'. Los vinos de Amarone están elaborados con racimos cuidadosamente seleccionados de las mejores uvas. Estas uvas se secan (o deshidratan) antes de la fermentación. Tradicionalmente, las uvas se secaban en bastidores de madera a temperatura ambiente. Hoy en día, muchos productores utilizan salas especiales de temperatura y humedad para este proceso para garantizar que el moho no ataque las uvas.

Este proceso de secado, que dura entre tres y cuatro meses, es fundamental para el carácter único de Amarone. A medida que las uvas se marchitan, se concentran azúcares, ácidos, taninos, sabores, extractos y otros compuestos de uva. Además, varias reacciones ocurren dentro de las propias uvas creando más complejidad. Una vez secas, las uvas se trituran y luego se fermentan hasta que se sequen.

La mayoría de los vinos se someten a una maceración prolongada en las pieles, solo para asegurarse de que todas las complejidades y bondades de las pieles arrugadas terminen en el vino. Luego, los vinos se maduran en roble durante al menos dos años para Amarone 'normal' y cuatro años para Reserva.

Dentro del estilo de vinos Amarone, existe una gran diversidad entre los productores dependiendo de factores tales como la ubicación del viñedo, el tiempo de secado de la uva, la duración y temperatura de la fermentación, el tamaño del barril y la duración de la maduración, así como la mezcla final de uvas.

Tradicionalmente reconocido simplemente como un estilo de Valpolicello, Amarone disfrutó del estado de calidad DOC. Sin embargo, después de mucho cabildeo decidido para buscar su propia denominación de calidad, Amarone finalmente recibió el estatus más elevado de DOCG, comenzando con la cosecha de 2010. Sin embargo, no veremos esta designación en una botella de Amarone durante unos años hasta que los 2010 entren en el mercado entre 2013 y 2014.

El sabor único de Amarone

Es un vino de gran vitalidad, frescura, la forma en que los altos niveles de tanino se integran perfectamente a la fruta.

En particular, a pesar de tener niveles de alcohol entre 15% y 16%, los vinos eran extremadamente equilibrados, tibios en algunos casos, pero nunca agresivos ni intrusivos.

Además, incluso en el estilo más "moderno", el roble nunca es abierto, sino que agrega sutiles antecedentes y complejidad a la fruta. Muchos de los vinos son ricos, con cuerpo, incluso potentes: el poder se equilibra muy bien con la elegancia en muchos casos.

Amarone en la mesa

Con cuerpo, con mucho tanino y extracto, estos vinos requieren carne y abundantes platos abundantes. El chuletón añejo o el venado asado. La acidez brillante y los taninos de los vinos son capaces de descomponer incluso los platos más ricos. A medida que avancemos en los enfoques de otoño e invierno, este podría ser el momento de probar un Amarone, si es que no ha estado generalmente en su lista de vinos preferidos.

Dado el riguroso proceso de selección, el tiempo dedicado al secado de las uvas y los largos tiempos de maduración, estos vinos no son baratos. Para una buena calidad Amarone, prepárate para pagar $ 50 o más. No es para beber todos los días, estos son vinos para ocasiones especiales, vinos para regalar y en particular los vinos para establecer y abrir en cinco a diez años.

Barbera

Características

Fruta: Cereza oscura, fresa seca, ciruela, mora
Otros: violeta, lavanda, hojas secas, incienso, vainilla, nuez moscada moscada, anís
Roble: Sí. Grandes barricas de roble neutro.
Tanino: bajo
Acides: Alto
Agradecimiento: tradicionalmente disfrutado dentro de 2-4 años.

Sinónimos y nombre regionales

Barbare, Barbera d'Alba, Barberà d'Aosta, Barbera Sarda, Barberà d'Asti, Barberà del Monferrato

Regiones vitícolas

62,900 acres en todo el mundo (25,454 hectáreas)
Italia (52,600 acres) Alba, Aosta, Asti, Monferrato, Puglia, Cerdeña
Estados Unidos (~ 7,000 acres) Santa Barbara
Australia (~ 2,000 acres)
Argentina (~ 1.300 acres) San Juan, Mendoza

El sabor del vino de Barbera

De alguna manera el vino Barbera sabe rico y con cuerpo ligero, ya que tiene pigmentos oscuros que tiñen el vino a casi negro. Sin embargo, el sabor de Barbera tiene notas de fresa y guinda. Tanino ligero y alta acidez lo hacen probar 'Jugoso'. La mayor parte de Barbera que encontrarás es de Italia, que se inclina hacia sabores más herbáceos.

Maridaje

Los vinos y alimentos que son únicos se pueden hacer completos cuando se juntan. Con los vinos de Barbera, pruebe ricos carnes oscuras, champiñones, hierbas, quesos herbáceos como el queso azul, alimentos con alto contenido de taninos como vegetales de raíz y vegetales estofados. La idea aquí es que la brillante acidez en el vino hará que un plato rico en grasa o tanino alto sea completo.

Haga coincidir los sabores dentro de Barbera para que se destaquen. Pruebe las guindas, la salvia, el anís, la canela, la pimienta blanca, la nuez moscada, los cítricos y la mezcla de especias marroquí llamada Ras el Hanout.

Maridaje regional

Los platos regionales de Monferrato incluyen: pasta tajarin, aves de Guinea y estofado de porcini y carne all'albese (una versión piamontesa de steak tartare con parmesano, aceite de oliva y rúcula). La pasta tajarin con trufas rasuradas.

Los anfofólogos sospechan que el origen de Barbera se remonta al siglo VII. Compare eso con el Cabernet Sauvignon más popular que solo ha existido desde el siglo XVII.

En 1986, la revista Time reportó un escándalo, ocho italianos fueron encontrados muertos y 30 más fueron hospitalizados después de beber Odore Barbera. Esta alerta mediática rápidamente desentrañó la aterradora verdad sobre los aditivos ilegales de vino en toda Europa en la década de 1980.

El Colli Piacentini DOC en Emilia-Romagna Norte de Italia tiene varias Barberas ligeramente espumosas que tienen una frescura similar a Lambrusco o Beaujolais. Son muy raros fuera de Italia.

Los racimos más pequeños hacen mejor al vino. Barbera es una variedad de uva muy vigorosa que puede producir altos rendimientos (hasta 5 toneladas/acre) y crece bien en suelos arenosos. Los mejores Barberas, sin embargo, tienden a ser de viñedos bien podados y racimos de uvas más pequeños.

Hay un movimiento para gastar un poco más de dinero en vino de envejecimiento de roble. Esta técnica se practica comúnmente en Amador y Sierra Foothills en California. Los vinos de Barbera de esta zona son ricos sabores de vainilla y especias.

Lambrusco

El Lambrusco es en realidad una familia de variedades de uva muy antiguas originarias de Italia. La mayoría de los vinos son una mezcla de varias variedades distintas, cada una con un perfil de sabor único. No está claro exactamente cuándo se manifestaron estas variedades, pero Cato pudo haberlas mencionado en 160 AC, el manual agrícola más antiguo de la humanidad. Entonces, cuando usted bebe Lambrusco, está bebiendo algo de O.G. jugo (varios milenios anteriores al Cabernet).

Hoy en día, los mejores Lambruscos son secos y apenas dulces y casi siempre están hechos en un estilo semi-espumoso. Hay aproximadamente 10 variedades diferentes (8 variedades estrechamente relacionadas, para ser exactos). Dicho esto, existen las 4 variedades de alta calidad que debe conocer: Lambrusco di Sorbara, Lambrusco Maestri, Lambrusco Grasparossa y Lambrusco Salamino. Estos cuatro ofrecen la gama completa de estilos y combinarán con una increíble variedad de comidas, desde barbacoa coreana hasta empanadas argentinas.

Una copa de Lambrusco di Sorbara, la más liviana y floral de las uvas Lambrusco.

Vinos de Lambrusco con clase para probar

Lambrusco di Sorbara

Esta uva produce los vinos Lambrusco más livianos y delicados y florales, a menudo con un ligero tono rosado. Las mejores versiones están en un estilo seco y refrescante, pero tienen deliciosos aromas dulces de azahar, mandarina, cerezas, violetas y sandía. Encontrará estos vinos etiquetados principalmente como Lambrusco di Sorbara y se combinan muy bien con la cocina picante tailandesa e india.

Lambrusco Grasparossa

Esta es la uva que elabora los vinos más audaces de Lambrusco con sabores de grosella negra y arándanos, respaldados por un tanino moderadamente alto, que seca la boca y una cremosidad equilibrante del proceso de producción espumoso Charmat. Encontrará este vino etiquetado como Lambrusco Grasparossa di Castelvetro (que incluye el 85% de esta uva) y es ideal para combinar con salchichas infundidas con hinojo, lasaña o incluso costillas de barbacoa.

Lambrusco Maestri

Los vinos de Lambrusco Maestri son más afrutados con burbujas suaves y cremosas y notas sutiles de chocolate con leche. L. Maestri es en realidad la variedad más recorrida de Lambrusco y hay ejemplos excelentes que provienen de Australia (Adelaide Hills) y Argentina (Mendoza). Es un poco más difícil encontrar un Lambrusco Maestri monovarietal en Italia, aunque para citar al experto en vinos italiano, Ian d'Agata,

Lambrusco Salamino

Este Lambrusco tiene racimos cilíndricos en forma de salami (que es el nombre de la uva). Estos vinos tienen las deliciosas cualidades aromáticas de Lambrusco di Sorbara (imagina cerezas y violetas) con la estructura (tanino), cremosidad y color profundo de Lambrusco Grasparossa. Espere que el Lambrusco Salamino se elabore en los estilos más dulces, incluidos el semisecco y el dolce para contrarrestar su tanino; por extraño que parezca, la dulzura lo convierte en un excelente complemento para las hamburguesas. Esta variedad se puede encontrar etiquetada como Reggiano Lambrusco Salamino y Lambrusco Salamino di Santa Croce.

La mayoría de la producción de Lambrusco ocurre en Emilia-Romagna, una región en Italia que es hogar de muchas delicias famosas. El vinagre balsámico de Módena, Prosciutto y queso parmesano-Reggiano son todas especialidades de Emilia-Romaña. Resulta que un vino Lambrusco seco o seco con una acidez firme es la combinación perfecta para estos tesoros de fabricación local. Para un partido lo suficientemente bueno para los locales, sirva un Lambrusco junto con embutidos y quesos. Asegúrate de incluir Prosciutto di Parma y Parmigiano-Reggiano para la verdadera autenticidad.

Montepulciano

El Montepulciano es una uva de vino tinto de cuerpo medio que se supone que se originó en el centro de Italia. Los vinos de Montepulciano se confunden comúnmente con el Vino Nobile de Montepulciano, un nombre regional para el vino basado en Sangiovese en Toscana.

Los vinos tintos de cuerpo medio como Montepulciano generalmente se combinan con una amplia variedad de alimentos debido a la elevada acidez natural. Sin embargo, con Montepulciano, los sabores fuertes a base de hierbas y tabaco con tanino adherente a menudo requieren alimentos más ricos y más sabrosos. Montepulciano cortará algunas de las carnes más gruesas (como la pechuga de res) y se combinará muy bien con verduras ricas y asadas de invierno. Si aprendes solo un consejo sobre el emparejamiento con Montepulciano, es unirlo con algo con sustancia (grasa).

Ejemplos de maridaje

Carnes

Paletilla de cerdo asada, hamburguesas de carne con setas, carne de res a la boloñesa, falda de res a la parilla, tacos de carne de vaca, adobo filipino de carne de vaca, cabra estofada, pastel de carne, pizza de amantes de la carne.

Quesos

Macarrones y queso al horno, Cheddar envejecido, parmesano, Asiago, Pimienta.

Hierbas/Especias

Orégano, tomillo, romero, salvia, cilantro, pimienta negra, comino, alcaravea, chipotle, cacao, café, balsámico

Vegetales

Papas al horno rellenas, Collard Greens de estilo sureño, Hamburguesas de frijoles negros, Champiñones tostados, Frijoles Pinto, Arroz silvestre, Remolachas de invierno, Farro de invierno, Sunchokes.

Los vinos italianos a menudo están etiquetados por región, por lo que aquí hay una guía de los vinos de denominación regional que se hacen principalmente con la uva de Montepulciano:

- Abruzzo
- Montepulciano d'Abruzzo DOC (85% mínimo)
- Montepulciano d'Abruzzo Colline Teramane DOCG (90% mínimo)
- Controguerra Rosso DOC (60% mínimo)
- Marche
- Rosso Conero DOC (85% mínimo)
- Rosso Piceno DOC (30-70%)
- Offida Rosso DOCG (85% mínimo)
- Molise
- Biferno DOC (60-70%)
- Puglia
- San Severo Rosso DOC (70% mínimo)
- Uvas Montepulciano de Offida Rosso DOC en Marche

Italia

Los productores de vino de Montepulciano en Italia generalmente siguen una de las dos ideologías enológicas: los que usan roble nuevo para envejecer sus vinos y los que no.

Envejecido el Montepulciano

Los vinos de Montepulciano, en edad de encina, han sido, por mucho, los más entusiastas en el extranjero debido a su riqueza. Estos vinos exhiben sabores profundos de frutas negras como mora, mora y ciruela, regaliz y sabores de cacao, vainilla y mocha. Los vinos son tintados y algunas veces tienen taninos con agarre, así que busque uno con aproximadamente 4 años de edad. Espere gastar entre $ 30- $ 80 por uno excelente.

Montepulciano de edad neutral

Debido a que Montepulciano tiene una gran cantidad de antocianinas (color) en las pieles, algunos productores hacen un estilo más ligero o incluso un rosato (rosado) al tener menos contacto con las pieles durante la fermentación. Los vinos salen repletos de sabores de frutas rojas como la cereza agria, la ciruela roja, el arándano rojo y la mermelada de frambuesa, y se sustentan con notas sutiles de violeta, hierbas secas y, a menudo, una textura terrosa similar a la ceniza. Espere gastar alrededor de $ 9- $ 15 por una gran botella.

Valpolicella

El Valpolicella es un DOC nombrado para el valle en la región de Veneto en Italia, que significa "valle de muchas bodegas". La mezcla de uvas que comprende Valpolicella (y su preciada forma de uva seca, Amarone) son Corvina, Molinara y Rondinella, a veces con algún pequeño porcentaje de Barbera, Negrara Trentina, Rossignola y/o Sangiovese. El vino se describe con más frecuencia como un aroma fragante a cereza que a veces puede tener sabores más profundos de chocolate negro, expreso y aceitunas.

Esta mezcla de vino se ha producido de alguna forma en la región desde la época romana y continuó en la era de los invasores visigodos. Hay documentos escritos del siglo sexto escritos por Cassiodoro, un magistrado del rey visigodo Theodorus, que describe un vino dulce hecho de uvas secas en Verona que probablemente sea una versión temprana de Amarone o Recioto.

El "vino de paja", el proceso utilizado para hacer estos vinos mediante el secado de las uvas en esteras de paja antes de prensar, es un estilo de elaboración del vino heredado de los antiguos griegos. En 643 Lombard King Rotari escribió un edicto para proteger a las uvas Valpolicella trifecta de ser extraídas. Tanto Amarone como Valpolicella se convirtieron en una exportación popular de la vecina Venezia.

Durante mucho tiempo, Valpolicella como vino de mesa fue producido principalmente para el consumo local, no destinado a serias bodegas. La mayor parte de la Valpolicella que se importó durante gran parte del siglo 20 fue el tipo de producción masiva que no fue muy bien considerado. Pero algunos productores que se preocupan de controlar los rendimientos y los esfuerzos juiciosos con el envejecimiento del barril han producido algunas cosas excelentes.

Como Chianti, Valpolicella tiene una zona Classico. También podría etiquetarse Valpolicella Valpantena, refiriéndose a una zona vitícola específica.

Valpolicella Ripasso ahora tiene su propio DOC (y sub-DOC para Classico y Valpantena dependiendo de dónde se obtienen las uvas). Ripasso es un estilo de vino que fue revivido en la década de 1960 por la finca Masi. Las pasas secas pasadas se vuelven a pasar o se hacen referencia con el jugo de Valpolicella para darle al vino una mayor profundidad de sabor y complejidad. A menudo se los considera tipo de "bebé Amarones", aunque todavía no son tan intensos en sabor.

Por ley, los vinos DOC de Valpolicella deben elaborarse con 45-95% de Corvina. Corvinone también puede sustituir hasta el 50% de la cotización de Corvina, que aporta sabores redondos y cereza. Rondinella debe comprender desde 5% hasta 30% de la mezcla, ofreciendo exuberantes notas florales. Molinara se usa con moderación en estos días y proporciona acidez magra. Los vinos resultantes de Valpolicella son brillantes, vivos y equilibrados con sabrosos sabores de guindas.

Para hacer Recioto, los enólogos recogen las uvas maduras de las enredaderas y las dejan secar sobre esteras o colgando de las vigas durante todo el mes de enero, luego vinifican estas uvas arrugadas y detienen la fermentación antes de que todos los azúcares se conviertan en alcohol. Estos vinos dulces para postres tienen buena acidez y una sensación en la boca.

El Amarone, cuyo nombre se traduce como "gran amargo", se elabora dejando que esas mismas uvas se fermenten por completo. Amarone es un vino con cuerpo y ligeramente pasificado, con un final agradablemente amargo equilibrado por toques de bayas oscuras y algunas notas de cacao. El proceso se produjo en la década de 1930, al igual que Ripasso.

Hecho por la fermentación de Valpolicella estándar con un orujo de pieles de uva sobrantes de Recioto y Amarone, Ripasso es doblemente procesado, y su nombre significa "volver a pasar". Estos vinos suaves, flexibles y de cuerpo medio combinan las notas de guinda del estándar Valpolicella y las notas suaves, amargas y ligeramente pasificadas de Amarone y Recioto.

De los cuatro estilos de vinos Valpolicella, dos tienen poder de envejecimiento y dos están listos para beber en la juventud. Amarone y Recioto son vinos que pueden durar 10 años o más en la botella y mejorar con la edad (aunque, seamos sinceros, ambos también son excelentes a la salida). A medida que envejece Amarone, sus notas agradables, suavemente amargas y toques de balsámico y cacao se funden en aromas de higos y chocolate de panadero con toques de tabaco fresco. Las profundas notas de frambuesa y los aromas de cereza seca de Recioto también se mantienen durante mucho tiempo, suavizándose con el tiempo.

El estándar Valpolicella y Ripasso se disfrutan mejor en los primeros cinco años de su lanzamiento. La animada y vibrante Valpolicella evoca refrescantes guindas y hierbas aromáticas, y, como buen Beaujolais, se beneficia de un ligero escalofrío. Ripasso es un hermoso color rubí oscuro con ricos aromas especiados con un toque de pimienta negra y cerezas dulces y calmadas.

¿Por qué debería beberlo?

Con una amplia gama de estilos, los vinos de Valpolicella se adaptan a todas las preferencias del paladar. Una buena y fresca Valpolicella con algunos buenos amigos es una gran manera de comenzar una noche, y un vaso de Recioto ligeramente frío es la manera perfecta de terminarlo. Los agradables y agradables tonos amargos de un buen Amarone elevarán su paladar y excitarán los sentidos, mientras que Ripasso es un gran acompañante de media cena, o lo que es perfecto para saborear atentamente junto a la chimenea.

El Maridaje

Estos tintos secos y versátiles combinan con una variedad de platos y son una gran compañía durante una comida. Un jugoso bistec cocinado medio raro con un buen Amarone es una combinación hecha en el cielo. O ir completo veneciano con un brasato all'Amarone, un plato clásico de carne estofada cocida con Amarone y servido con polenta. La comida tradicional veneciana, como el fegato alla Veneziana, el hígado salteado con cebollas y patatas o las carnes a la parrilla, combinan bien con Valpolicella Ripasso. El joven Valpolicella combina bien con ensaladas y mariscos, pastas como gnocchi, tortellini di Valeggio rellenos de carne o pizza. Recioto es un éxito absoluto con tiramisú, chocolate y pasteles. ¿Desea algo más sabroso? Un plato de quesos locales, quesos azules y frutas secas con un vaso de Recioto es una de las mejores cosas de la vida.

Bordeaux

El Bordeaux ("Bore-doe") se refiere a un vino de Burdeos, Francia. Más del 90% de los vinos de Burdeos son vinos tintos elaborados con Merlot y Cabernet Sauvignon. Las primeras cepas de Cabernet Sauvignon y Merlot se originaron en Burdeos.

Sabores primarios rojos de Burdeos: grosella negra, ciruela, grafito, cedro, violeta.

Los tintos de Burdeos son de cuerpo medio a grueso con aromas audaces de grosella negra, ciruelas y una sensación terrenal como el olor a tierra húmeda o el plomo de un lápiz. Dependiendo de la calidad, la añada y la región de Burdeos de donde proviene el vino, los sabores de frutas van desde fruta más ácida a fruta madura más dulce. Cuando prueba los vinos, rebosan notas de minerales y frutas que conducen a taninos espinosos, salados y que secan la boca. Los taninos a menudo son lo suficientemente altos como para que los vinos envejecerán durante varias décadas.

Hablando de envejecer, uno de los secretos para encontrar un gran Burdeos tiene mucho que ver con la búsqueda de grandes añadas de la región (las grandes cosechas parecen venir una o dos veces cada 5 años) y luego se acumulan. Incluso los vinos asequibles son excelentes en una buena cosecha en Burdeos.

La mezcla

Una de las cosas más importantes que debe saber sobre los vinos de Burdeos es que son una mezcla de variedades de uva. La mezcla roja de Burdeos es una de las más copiadas en todo el mundo e incluye Cabernet Sauvignon, Merlot, Cabernet Franc, Petit Verdot y Malbec (con una pequeña cantidad de Carménère). Por supuesto, la proporción de las uvas en la mezcla hará una diferencia en el sabor.

Cómo servir Bordeaux

Botellas Saint-Emilion y Bordeaux de 1999 y 2002. Los vinos de Burdeos saben mejor después de abrirse. Con sus hermosas etiquetas y vidrio verde, las botellas de Burdeos tienen un aspecto elegante en la mesa. Esto es lo que debe saber sobre servir este vino:

Red Bordeaux se sirve mejor ligeramente por debajo de la temperatura ambiente (alrededor de 65 ° F/ 18 ° C).

Siempre es una buena idea decantar los vinos rojos de Burdeos.

Almacene Bordeaux y todos sus vinos tintos por debajo de 65 ° F/ 18 ° C.

Un productor maduro y sólido decente (alrededor de $ 25 +) envejecerá fácilmente durante 15 años.

Maridando comida con vino de Burdeos

Las papas fritas a la parrilla (filete y papas fritas de pato) podrían ser el complemento perfecto para el Bordeaux tinto. La audacia de Burdeos complementa el ahumado en la carne y los taninos de agarre del vino se suavizan por el contenido de grasa del plato. De hecho, el vino de Burdeos tendrá un sabor dulce y afrutado en este rico fondo de carne.

El ejemplo de las papas fritas nos muestra que al emparejar alimentos con Bordeaux, querrá buscar alimentos con a) bastante grasa ahumada y b) suficiente para contrarrestar el tanino. Más allá de esto, puedes ser creativo con tus parejas. Aquí hay unos ejemplos:

Carnes

Filete de Pimienta Negra, Carne de Cerdo Asado, Filet Mignon, Falda de Carne de Res, Hamburguesas de Búfalo, Hígado de Pollo, Asado de Carne, Carne de Venado, Pato, Ganso, Carne Oscura de Pavo.

Quesos

Ossau Iraty, Quesos vascos, Manchego, Queso suizo, Comté, Cheddar blanco, Provolone, Pepper Jack.

Hierbas/Especias

Pimienta negra, pimienta blanca, orégano, romero, semilla de mostaza, comino, semilla de cilantro, anís.

Vegetales

Patatas asadas, lentejas, champiñones, cebolla, cebolla verde, cazuela de judías verdes, castañas.

Una pequeña historia

La región de Burdeos fue amada por sus vinos blancos dulces de la subregión de Sauternes. El vino tenía una clientela de prestigio que incluía a Thomas Jefferson durante una época en la que los vinos blancos dulces eran más populares que los tintos secos. También hubo un rosé popular en la década de 1700, especialmente con los ingleses, que lo llamaron "clarete" ("klairette") debido a los vinos de color rojo translúcido. No fue hasta mediados de 1.800 que los vinos tintos de Burdeos se hicieron más conocidos en la región.

El momento dramático de esta transformación fue un decreto oficial que clasificó a los mejores productores. La clasificación, ahora considerada "Clasificación 1855" identificó a los mejores productores de la región y los clasificó del 1 al 5. La clasificación no ha cambiado (excepto por un ajuste) a pesar de que hay muchos más productores en la región que producen vinos sobresalientes. Afortunadamente, si conoce las regiones de Burdeos, puede encontrar grandes vinos sin necesidad de comprar de acuerdo con la Clasificación Cru.

Burgundy

Goza de una ubicación geográfica excepcional, pero tiene muchas otras cosas a su favor. El clima perfecto para el cultivo de uvas, suelos ricos, varietales de renombre y sus notables climas se combina para producir sus 84 denominaciones que son reconocidas en todo el mundo. Sin olvidar la experiencia de sus viticultores, que transmiten sus conocimientos de generación en generación, mientras se mantienen al día con las últimas novedades.

Los primeros en comenzar a reconocer y codificar las diferencias entre los viñedos fueron los monjes cistercienses. Nos ayudaron a darnos nuestra noción de terroir.

La mayoría de los viñedos pertenecían a la iglesia y la nobleza hasta la Revolución Francesa, cuando fueron redistribuidos y divididos a menudo entre varios propietarios. Estaban aún más fragmentados debido a la ley de herencia en el Código Napoleónico, que decretó que los viñedos deben dividirse por igual entre los herederos. Por lo tanto, hoy en día, uno puede comprar varios vinos de un solo viñedo, cada uno de un productor diferente.

Un aspecto importante de la fascinación de Burgundy (Borgoña) es que tiene pocas variedades de uva importantes y rara vez es una mezcla.

Como todos trabajan con las mismas variedades, el terruño recibe un alivio aún mayor. La región de Bourgogne es hogar de algunos varietales célebres. Con más del 80% plantado con Chardonnay y Pinot Noir, la región vitivinícola de Borgoña también es un escaparate para Gamay y Aligoté.

El Burgundy tinto es sinónimo de Pinot Noir, sin embargo, ninguna otra región evoca tanta confusión a los bebedores novatos, mientras que proporciona tanta fascinación para los amantes del vino. ¿Qué es lo que saben que tú no sabes? ¿Y cómo puede una región que gira en torno a una uva roja parecer tan intimidante?

Ahora descubramos por qué tantos amantes del vino consideran que los tintos de esta región son los vinos más intrigantes y atractivos del mundo.

Borgoña es una región dentro de Francia, ubicada en la parte central oriental del país. Dos uvas se plantan principalmente a lo largo de colinas onduladas, ricas en caliza de Borgoña: Pinot Noir y Chardonnay, a menudo simplemente referido como "Borgoña roja" o "Borgoña blanca".

El clima fresco y continental de Borgoña puede conducir a una drástica variación de la cosecha, así que ¿por qué los productores de uva y los enólogos incluso se molestaron en plantar uvas aquí? En buenas añadas o con una administración cuidadosa, los Pinot Noir y Chardonnay cultivados en la geología y geografía únicas de esta región son tan intrigantes y convincentes que muchas personas están dispuestas a correr el riesgo.

¿Qué sabor tiene Pinot Noir de Borgoña?

La vista: Pinot Noir, una uva de piel naturalmente delgada, generalmente es de color pálido, pero a menudo es incluso más ligera en intensidad cuando proviene de Borgoña.

El olfato: La lista de aromas asociados con Borgoña roja es larga y variada: trufas, cerezas oscuras, hojas mojadas, cuero, embutidos, regaliz, pimienta y especias exóticas, por nombrar algunos.

En el paladar: magros en textura y explosivos en sabores, estos vinos son secos, con una acidez vivaz, un producto de la siembra en suelos calizos y que crece en un clima fresco.

¿Por qué la etiqueta simplemente dice Pinot Noir?

Como mencioné anteriormente, Borgoña se dedica principalmente a dos uvas principales, ¿por qué es tan difícil entender las etiquetas de vinos de esta región?

A diferencia de la mayoría de las etiquetas de vino en los Estados Unidos, que destacan la variedad de uva o marca, el foco en Borgoña (y toda Francia, realmente) está en la región y la calidad.

¿Cuál es el trato con la tierra?

Además del Valle de Mosel de Alemania, en ningún otro lugar del mundo el concepto de terroir es más importante. ¿Qué es el terroir? Terroir es una palabra decididamente francesa que incorpora el efecto del sol, la elevación, el suelo, la pendiente del viñedo y el clima, así como la mano del enólogo. Es la suma total de todo lo que crea un vino y es imposible de reproducir en ningún otro lado.

Ahora puedes entender por qué el suelo y el concepto de lugar son tan importantes dentro de Borgoña. Hay innumerables historias de propietarios de viñedos arrastrando tierra hasta la parte superior de su viñedo después de fuertes lluvias. Los viñedos de Grand Cru son tan apreciados culturalmente que muchos pueblos han agregado el nombre de estos famosos viñedos al nombre de su ciudad como una marca de prestigio (por ejemplo, Vosne-Romanée o Gevrey-Chambertin).

Cuando la mayoría de nosotros pensamos en Borgoña roja, Pinot Noir es la primera uva que se nos viene a la mente. La mayoría de nosotros asociamos la uva Gamay con Beaujolais.

Beaujolais

Beaujolais es el nombre de una pequeña área en Francia, justo al sur de Borgoña. Es una de las pocas regiones vinícolas de Francia que no pretende ser elegante. De hecho, gran parte del vino de Gamay que Beaujolais produce se vende antes de que termine el año de la cosecha. Lo que confunde a los nuevos bebedores de Beaujolais es la desconexión entre cómo se describe Beaujolais y cómo realmente sabe.

Características

Beaujolais es un vino tinto ligero elaborado con uvas Gamay Noir.

Frutas primarias: frambuesa, tarta de cereza, arándano.

Otros: Seta, Piso del bosque, Humo, Violeta, Levadura de panadero, Plátano, Bubblegum.

Acidez: alta

Tanino: bajo

Nivel de alcohol 10-13% ABV

Temperatura de servicio: Ligeramente refrigerada 54-58 ° F (12-14 ° C)

La región vinícola francesa de Beaujolais ha sido considerada por mucho tiempo parte de Borgoña, pero hoy sigue su propio rumbo.

La región produce casi solo vino tinto con uvas Gamay Noir. Los vinos de Beaujolais abarcan toda la gama, desde el estilo "Nouveau" con sabor a levadura y jugoso hasta el viñedo Cru Beaujolais más serio (pero a la vez asequible) que bebe en gran medida a Borgoña roja.

Los mejores vinos de Beaujolais son Cru Beaujolais. Espere gastar alrededor de $ 20 por botella para este estilo. Si busca valor (alrededor de $ 10), tenga cuidado con Beaujolais Villages o Beaujolais Supérieur. Si obtienes uno y no te gusta, Beaujolais lo convierte en una de las mejores Sangrías del planeta. Así que no te preocupes.

Región vitícola

Beaujolais es como la casa más pequeña en el barrio más elegante. Limita con Borgoña al norte; el río Saône (que conduce a Côtes du Rhône) hacia el este; la "Capital Gastronómica de Francia", Lyon, al sur; y los Monts de Beaujolais (las colinas del Macizo Central) en el oeste. Beaujolais tiene solo 34 millas de largo y 7-9 millas de ancho.

El área está naturalmente dividida en dos secciones por el río Nizerand. Encontrarás diferentes suelos a cada lado del río. Esto es importante tener en cuenta porque los tipos de suelo tienen la clave del sabor de Beaujolais. Hay principalmente granito y esquisto (roca descompuesta) en el norte y suelos de arcilla (marga) en el sur. Por cierto, todos los viñedos Cru se encuentran en el lado norte.

Historia

Los romanos fueron los primeros en plantar viñedos, ¡tenían que mantener contentos a todos sus legionarios. Seguidos por los monjes benadictinos en la Edad Media. Los duques de Beaujeu (de los cuales se nombra a la región) hicieron que los vinos estuvieran de moda. Cuando se construyeron los ferrocarriles en el siglo XIX, la popularidad del Beaujolais se extendió aún más, especialmente a París, cuando comenzó la locura por "Nouveau" o "en Primeur".

La ciudad de Lyon era el mercado principal para el vino de Beaujolais. En los viejos tiempos, los bienes de fuera del área estaban sujetos a fuertes impuestos que hacían que el vino local fuera aún más atractivo y demandado.

Beaujolais AOC

Esta es la denominación más grande que consta de todos los 96 pueblos vinícolas; algunos en la mitad norte pero la mayoría desde el sur. Los suelos arcillosos y las llanuras del sur dificultan la maduración adecuada de las uvas. Debido a esto, encontrará una amplia variación de calidad en Beaujolais AOC dependiendo del productor.

Los AOC de Beaujolais son fáciles de beber debido a la gran cantidad de acidez refrescante y poco tanino. Encontrará que los sabores y los aromas son afrutados e incluso 'violáceos': frambuesa, cereza, arándano y, a veces, un toque de plátano tropical fresco (un sabor que proviene del método de elaboración del vino). Recomendamos servir Beaujolais AOC ligeramente frío con el almuerzo: piense en hamburguesas o pasta.

Beaujolais Villages AOC

Subiendo en la escala llegamos a los 38 vinos oficiales de "Village", 30 de los cuales pueden poner su nombre en la etiqueta.

Estas áreas son un poco más especializadas y los vinos un poco más profundos y oscuros en color y carácter. Muchos de estos pueblos están ubicados en suelos de granito o de esquisto, por lo que tienen una calidad más 'mineral'.

Aunque la mayoría de los vinos son rojos con notas de fresa y grosella negra, los vinos blancos también son deliciosos con notas de pera, frutas tropicales y almendras blanqueadas.

Beaujolais Crus (La crème de la crème de Beaujolais)

Hay 10 Crus de Beaujolais, todos en el norte y producen solo vino tinto. Por lo general, las etiquetas simplemente indicarán el nombre del Cru ya que son tan famosas.

Pero aquí es donde termina la similitud. Cada uno tiene su propia personalidad, basada en el "terroir": clima, suelos, altitud, aspecto y una serie de otros factores, que no se duplican en ningún otro lugar. Estos vinos son mucho más complejos y se desarrollarán maravillosamente con el tiempo.

Cru Beaujolais: comenzando en el norte...

Saint-Amour

La región limita con el Mâconnaise de Borgoña y hay 12 climas especiales o viñedos que pueden agregar su nombre a la etiqueta. Visite Les Champs Grillés, En Paradis, Les Bonnets o Le Mas des Tines, por nombrar algunos.

Aquí se producen dos estilos de vino: un vino ligero, afrutado y floral que muestra notas de violeta y melocotón y una versión más grande y especiada que se vuelve más "Pinot" con unos 5 años de envejecimiento.

Juliénas

Este antiguo viñedo romano, que lleva el nombre de Julio César, está plantado sobre suelos de granito, volcánicos y arcillosos, lo que le da a los vinos poder, estructura y una excelente capacidad de envejecimiento.
Floral y afrutado, los aromas de fresa, melocotón, violeta y canela picante son comunes.

Chénas

El más pequeño y más raro de los Crus, el nombre Chénas se refiere a los bosques de robles antiguos que una vez cubrieron las laderas. Tanto los romanos como los monjes que lo siguieron pensaron que las uvas eran más importantes, por lo que limpiaron la tierra. Pero fue Felipe V quien decretó que todos los árboles fueran removidos y reemplazados con vides.

Apropiadamente, los vinos a menudo tienen una calidad "amaderada", pero son sus notas florales de rosa e iris, más taninos sedosos, lo que les valió el apodo de "ramo de flores en una canasta de terciopelo".

Moulin-à-Vent

Un molino de viento en Beaujolais. Bautizado como "El rey de Beaujolais", los viñedos de esta región se cultivan en granito rosa descompuesto y cuarzo escamoso y suave, dando a los vinos un color rubí/granate oscuro, buena estructura y complejidad. Estos son los vinos más tánicos y con cuerpo de todos los Cru. Cuando son jóvenes notarás muchas notas de ciruela, cereza y violeta, pero si puedes permitir que el vino envejezca hasta 10 años, serás recompensado con más estilo "Pinot": frutas secas, trufas terrosas, carne. y especias.

Moulin-à-Vent recibe su nombre de un molino de viento local que ahora es el símbolo del área. ¡El molino de viento se convirtió en un monumento histórico en la misma época en que la región se convirtió en Cru.

Fleurie

Esta es "La Reina de Beaujolais". Los viñedos se plantan a mayor altitud en las laderas empinadas al pie de La Madone.

Los vinos son más ligeros en su estilo y altamente aromáticos con una calidad "femenina". Piensa en rosas, iris y violetas junto con algunas frutas rojas maduras y melocotón. Si solo te gustan los vinos tintos, los vinos de Fleurie son un excelente lugar para comenzar.

Chiroubles

Este es otro Cru para aquellos que adoran el estilo más ligero de Beaujolais. Cultivado en las altitudes más altas de la región (820-1480 pies), este es también el Cru más fresco y el último en comenzar la cosecha cada año.

Los vinos son "Beaujolais clásicos", refinados, suaves, sedosos y elegantes. Los aromas perfumados de melocotones y frambuesa mezclados con lirio de los valles y especias para hornear contribuyen al carácter afrutado y delicado.

Cuando los viñedos de Chiroubles se plantaron originalmente, ¡el suelo de granito era tan duro que primero tuvieron que perforar la roca.

Morgon

El segundo más grande de los Crus, Morgon se compone de seis 'climat', todos con estilos ligeramente diferentes. Su característica unificadora es el suelo de esquisto descompuesto llamado 'roches pourries' o 'rocas podridas' y los lugareños creen que esto contribuye a los aromas de cerezas maduras que se encuentran en todos los vinos.

Estos son vinos destinados a envejecer, de 5 a 10 años por lo menos. El paladar joven y carnoso de melocotón, albaricoque, cereza y ciruela se convertirá en un vino más terroso que recuerda al Borgoña Pinot Noir.

Régnié

Pronunciado "reh-n'yay", este es el más nuevo de los Cru. Los vinos de estos viñedos en las laderas son excelentes cuando jóvenes con toneladas de melocotón aromático, cereza, grosella negra y sabor a frambuesa.

Más viñedos y enólogos orgánicos se encuentran en este Cru joven y próximo que todos los demás.

Côte de Brouilly

Conocido como el "elegante vino en la colina", aquí encontrará viñedos plantados en las laderas volcánicas del monte Brouilly, dando a los vinos un sabor único y una delicada mineralidad.

Busque vinos fáciles de beber que tengan los aromas de jugo de uva fresco y arándanos, una sensación sedosa en la boca y toneladas de acidez brillante y refrescante.

Brouilly

El Monte Brouilly lleva el nombre de Brulius, un famoso teniente romano estacionado en la zona hace unos 2000 años.

Este es el más sureño de todos los cru y solo un poco más mediterráneo con temperaturas ligeramente más cálidas.

Además de ser el Cru más grande, también fue una de las áreas originales permitidas para vender sus vinos en el mercado parisino ya en 1769, lo que convierte a Brouilly en una de las zonas más conocidas de Beaujolais.

El suelo aquí es único: una roca volcánica azul / negra llamada Diorita que se conoce como 'cornes vertes' o 'cuernos verdes'.

Este exclusivo 'terroir' presta una exuberancia a los aromas afrutados del vino de jammy ciruela y fresa, grosellas rojas y melocotón. Está destinado a ser disfrutado joven y a menudo.

Glosario

Acabado: la impresión de texturas y sabores que permanecen en la boca después de tragar vino.

Acidez: la vivacidad y frescura del vino que activa nuestras glándulas salivales.

Ácido cítrico: uno de los tres ácidos predominantes en el vino.

Acido málico: uno de los tres ácidos predominantes en las uvas. El ácido málico de sabor.

Agrio: se produce de forma natural en varias frutas, como manzanas, cerezas, ciruelas y tomates.

Acido tartárico: el ácido principal en las uvas, el ácido tartárico promueve el sabor y el envejecimiento en el vino.

Afrutado: un término de degustación para los vinos que exhiben olores fuertes y sabores de fruta fresca.

Agujero del tapón: la abertura en un barril en el que se puede poner o sacar el vino.

Aireación: la adición deliberada de oxígeno para redondear y ablandar un vino.

Alcohol: etanol (alcohol etílico), el producto de la fermentación de azúcares por levadura.

Amargo: una sensación de sabor que se detecta en la parte posterior de la lengua y es causada por los taninos.

Anosmia: la pérdida del olfato.

Aplastar: el término Inglés para la cosecha.

Aroma: olor a vino, especialmente vino joven (diferente al "bouquet").

Áspero: la sensación táctil "grosera" que uno experimenta con vinos muy astringentes.

Astringente: término de sabor que señala las sensaciones ásperas, amargas y secas en la boca causada por los altos niveles de tanino.

Balance: un término para cuando los elementos del vino - ácidos, azúcares y taninos.

Barrica: barril de roble de 225 litros usado originalmente para almacenar y añejar vinos, originarios de Burdeos.

Barril: el contenedor de roble utilizado para la fermentación y el envejecimiento del vino.

Blend: un vino hecho de más de un varietal de uva.

Botrytis: un molde beneficioso que perfora la piel de las uvas y causa deshidratación, lo que da como resultado un jugo de uva natural excepcionalmente rico en azúcar. Botrytis es en gran parte responsable de los mejores vinos de postre del mundo.

Bouquet: un término que se refiere a los aromas complejos en vinos envejecidos.

Brettanomyce: una levadura que estropea el vino que produce aromas de corral, mousy, metálicos o de bandaid ish.

Brillante: una nota de cata para los vinos que aparecen brillantes.

Brut: término francés que denota champagnes secos o vinos espumosos.

Burdeos: el área del suroeste de Francia considerada una de las regiones vinícolas más importantes del mundo.

Caliente: una descripción para el vino con alto contenido de alcohol.

Chaptalización: agregar azúcar al vino antes o durante la fermentación para aumentar los niveles de alcohol. La chaparralización es ilegal en algunas partes del mundo y altamente controlada en otras.

Clarete: el nombre que los ingleses usan cuando se refieren a los vinos tintos de Burdeos.

Clarificación: la adición de clara de huevo o gelatina (entre otras cosas) para eliminar el vino de partículas no deseadas.

Complejo: un vino que exhibe numerosos olores, matices y sabores.

Compuestos fenólicos: compuestos naturales presentes en pieles y semillas de uva
con cuerpo - un vino con alto contenido de alcohol y sabores, a menudo descrito como "grande".

Corcho: un término que denota un vino que ha sufrido una mancha de corcho (no vino con partículas de corcho flotando).

Cru classé: un viñedo de alto rango designado en la Clasificación de Burdeos de 1855.

Cuerpo: una sensación táctil que describe el peso y la plenitud del vino en la boca. Un vino puede ser ligero, mediano o con cuerpo.

Cuvée: en Champagne, una mezcla de vino.

Demi-sec: término francés que significa "medio seco" utilizado para describir el vino espumoso dulce.

Denominación: un vino delineado que produce una región particular en Francia.

Dulces: vinos con contenido de azúcar perceptible en la nariz y en la boca.

Duración: la cantidad de tiempo que los sabores persisten en la boca después de tragar el vino.

Enología: la ciencia del vino y la elaboración del vino.

Envejecimiento: mantener el vino en barriles, tanques y botellas para avanzar a un estado más deseable.

Estructura: un término de degustación ambigua que implica la armonía de la fruta, el alcohol, la acidez y los taninos.

Fermentación: la conversión de azúcares de uva en alcohol por levadura.

Fermentación maloláctica: una fermentación secundaria en la que la acidez del ácido Málico en el vino se transforma en una sensación láctica suave. Los vinos descritos como "mantecosos" o "cremosos" han pasado por "malos".

Filoxera: un insecto microscópico que mata las vides atacando sus raíces.

Foxy: un término que describe el olor a humedad y el sabor de los vinos elaborados a partir de vitis labrusca, un varietal común de América del Norte.

Herbáceo: un término de cata que denota olores y sabores de hierbas frescas (por ejemplo, albahaca, orégano, romero, etc.).

Joven: un vino inmaduro que generalmente se embotella y se vende dentro de un año de su cosecha. Los vinos destinados a ser "jóvenes" borrachos se destacan por sus sabores frescos y crujientes.

Levadura: un microorganismo endémico de los viñedos y producido comercialmente que convierte los azúcares de la uva en alcohol.

Lías: sedimento que consiste en células muertas de levadura, pulpa de uva, semilla y otra materia de uva que se acumula durante la fermentación.

Maduro: listo para beber.

Mancha de corcho: aromas y sabores indeseables en el vino a menudo asociados con el cartón mojado o sótanos mohosos.

Mosto de uva: vino no fermentado que incluye semillas, pieles y tallos.

Nariz: un término de cata que describe los aromas y ramos de un vino.

Negociante: palabra francesa que describe a un comerciante mayorista, licuadora o exportador de vino.

Oxidación: vino expuesto al aire que ha sufrido un cambio químico.

Peso: similar al "cuerpo", la sensación cuando un vino se siente espeso o rico en el paladar.

Picante: un término de cata utilizado para olores y sabores que recuerdan a pimienta negra, laurel, curry en polvo, especias para hornear, orégano, romero, tomillo, azafrán o pimentón que se encuentran en ciertos vinos.

Plonk: argot británico para vino barato; también se usa para describir vinos de muy baja calidad.

Podredumbre noble: el término del laico para botrytis.

Rendimiento: la productividad de un viñedo.

Respiración: exposición del vino al oxígeno para mejorar sus sabores (ver "aireación").

Roble: término de sabor que denota olores y sabores de vainilla, especias para hornear, coco, moka o eneldo causado por el envejecimiento en barrica.

Sabores: olores percibidos en la boca.

Sec: palabra francesa para "seco".

Seco: una sensación de sabor a menudo atribuida a los taninos y que causa sensaciones de fruncimiento en la boca; lo contrario de dulce.

Sensación en la boca: cómo se siente un vino en el paladar; puede ser áspero, liso, aterciopelado o peludo.

Sommelier: Se usa para denotar a un profesional del vino.

Taninos: los compuestos fenólicos en los vinos que dejan una sensación amarga, seca y enrojecida en la boca.

Tapón: el tapón utilizado para sellar un barril de vino.

Término de sabor abierto: que significa un vino que está listo para beber.

Término de sabor vegetal: que describe las características de los vegetales frescos o cocidos detectados en la nariz y en los sabores del vino. Los pimientos, el pasto y los espárragos son descripciones "vegetales" comunes.

Terroir: Francés para las características geográficas únicas de un viñedo dado.

Terroso: un olor o sabor que recuerda al suelo húmedo.

Textura: un término de cata que describe cómo se siente el vino en el paladar.

Typicity: un término de degustación que describe qué tan bien un vino expresa las características inherentes a la variedad de uva.

Vacío: el espacio vacío que queda en botellas y barriles cuando se evapora el vino.

Vinificación: el proceso de hacer vino.

Vino: jugo fermentado de uvas.

Vinología: el estudio científico de los vinos y la elaboración del vino. Además, el sitio web de la Escuela de Vinos de Filadelfia.

Vintage: el año en que se embotella el vino. Además, el rendimiento del vino de un viñedo durante una sola temporada.

Vitis vinífera: la especie de vino que comprende más del 99% del vino del mundo.